AF404540

NOUVELLES OBSERVATIONS

SUR

LA CATARACTE,

QUATRIÈME APPENDICE

A MES

OBSERVATIONS

SUR LES AFFECTIONS CÉRÉBRO-SENSORIALES;

PAR

LOUIS FRANÇOIS GONDRET,

DOCTEUR EN MÉDECINE, MÉDECIN HONORAIRE DES DISPENSAIRES DE LA SOCIÉTÉ PHILANTHROPIQUE, ANCIEN MÉDECIN DU BUREAU DE CHARITÉ DU DEUXIÈME ARRONDISSEMENT, EX-MÉDECIN TEMPORAIRE DE L'HÔTEL-DIEU DE PARIS POUR LES MALADIES CÉRÉBRO-OCULAIRES, MEMBRE DE PLUSIEURS SOCIÉTÉS SAVANTES, ETC., MÉDECIN CONSULTANT DE L'INSTITUTION ROYALE DES JEUNES AVEUGLES.

Prix: 75. Cent.

PARIS,

LIBRAIRIE DES SCIENCES MÉDICALES

DE JUST ROUVIER ET E. LE BOUVIER,

RUE DE L'ÉCOLE-DE-MÉDECINE, 8;

ET CHEZ L'AUTEUR, RUE MONSIGNY, 6.

1835.

NOUVELLES OBSERVATIONS

SUR

LA CATARACTE.

OUVRAGES DU MÊME AUTEUR :

1° MÉMOIRE sur l'emploi du Feu et de la Pommade ammoniacale en médecine. 1818 et 1819.

2° MÉMOIRE concernant les effets de la pression atmos-
phérique sur l'homme, et l'usage de la ventouse (*) dans
un grand nombre de maladies. 1819.

3° OBSERVATIONS sur les Maladies des yeux. 1823.

4° EXAMEN du Rapport de MM. Adelon, Orfila, Ségalas,
Andral fils et Pariset, sur les expériences de M. le docteur
Barry, concernant l'absorption externe.

5° MÉMOIRE sur le traitement de la Cataracte. 4e édition.
1829.

6° RÉFUTATION du Rapport de M. Lisfranc à l'Académie
royale de Médecine. 1830.

7° APPENDICE à mes Observations sur les Maladies cérébro-oculaires. 1831.

8° Des effets de la Dérivation et deuxième Appendice à mes
Observations sur les affections cérébro-oculaires.

9° 2e édition du Mémoire des effets de la Dérivation.

10° Des effets de la Dérivation et troisième Appendice à mes
Observations sur les affections cérébro-oculaires.

(*) La pompe aspirante, les cloches à ventouses et le scarificateur que j'ai
indiqués dans ce mémoire, se trouvent chez Deleuil, mécanicien, rue Dauphine,
n° 24.

IMPRIMERIE DE MOQUET ET COMP.,
rue de la Harpe, 90.

NOUVELLES OBSERVATIONS

SUR

LA CATARACTE,

QUATRIÈME APPENDICE

A MES

OBSERVATIONS

SUR LES AFFECTIONS CÉRÉBRO-SENSORIALES;

PAR

LOUIS-FRANÇOIS GONDRET,

DOCTEUR EN MÉDECINE, MÉDECIN HONORAIRE DES DISPENSAIRES DE LA SOCIÉTÉ PHILANTHROPIQUE, ANCIEN MÉDECIN DU BUREAU DE CHARITÉ DU DEUXIÈME ARRONDISSEMENT, EX-MÉDECIN TEMPORAIRE DE L'HÔTEL-DIEU DE PARIS POUR LES MALADIES CÉRÉBRO-OCULAIRES, MEMBRE DE PLUSIEURS SOCIÉTÉS SAVANTES, ETC., MÉDECIN CONSULTANT DE L'INSTITUTION ROYALE DES JEUNES AVEUGLES.

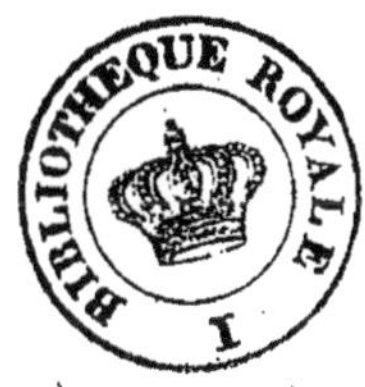

PARIS,

LIBRAIRIE DES SCIENCES MÉDICALES

DE JUST ROUVIER ET E. LE BOUVIER,

RUE DE L'ÉCOLE-DE-MÉDECINE, 8;

ET CHEZ L'AUTEUR, RUE MONSIGNY, 6.

1835.

Par les observations suivantes, on verra qu'il
est possible de résoudre la cataracte lorsqu'elle
commence, c'est-à-dire, lorsqu'elle ne consiste
que dans une nébulosité, affectant la capsule du
cristallin ou les lames de ce corps. Si l'on rappro-
che de ces observations celles que j'ai déjà publiées
en si grand nombre sur la même maladie, mais
dans un degré plus avancé, on reconnaîtra d'abord
que cette affection n'est point incurable comme on
l'a cru jusqu'ici, et qu'il y a un immense avantage
à la traiter par la méthode que j'ai proposée et que
je pratique avec persévérance depuis nombre d'an-
nées. L'opération ne peut désormais regarder que
les malades qui ignorent les nombreuses chances
qu'il y a pour dissiper la Cataracte dans les pre-
miers momens de son invasion, ou pour en arrêter
les progrès lorsqu'elle n'est pas trop développée.

NOUVELLES OBSERVATIONS.

SUR

LA CATARACTE.

Depuis la publication de mon premier mémoire sur la cataracte (lu en 1825 à l'académie des sciences), je n'ai pas négligé de faire connaître chaque année les résultats généraux de ma pratique contre cette maladie. J'ai fait la démonstration de la méthode thérapeutique à l'hôpital Necker, pendant cinq mois, sur l'invitation de M. le docteur Honoré , et cette démonstration je l'ai renouvelée beaucoup plus amplement à l'Hôtel-Dieu, pendant deux ans, dans le service que m'avait proposé l'administration des hôpitaux. De cette pratique ont surgi des faits nombreux, qui ont convaincu plusieurs médecins, et un grand nombre d'élèves de la possibilité de combattre la cataracte , comme toute autre maladie qui a son commencement , ses progrès, son état, etc. Mais si, d'une part, le préjugé contraire a perdu de sa force, il s'est établi, d'autre part, une opposition de la part des hommes qui se sont familiarisés depuis long-temps avec l'idée de l'opération comme condition exclusive du traitement de la cataracte. Toutefois cette opposition réside principalement dans l'autorité accidentelle et temporaire des personnes ; jamais elle ne s'est réalisée dans la discussion des faits. Or, ceux-ci je les ai constamment exposés avec la simplicité que commande l'intérêt de la vérité; les résultats sont plus ou moins positifs ou négatifs , suivant la nature des cas et leur résistance aux médications.

Parmi les causes qui nuisent au développement de mes vues sur la cataracte , il en est deux qu'il est souvent difficile de surmonter, et qui mettent le plus grand nombre des malades dans le cas de réclamer trop tard les secours de la médecine. La première consiste en ce que souvent le malade ne s'aperçoit pas de la formation d'une cataracte dans un œil, lorsque l'autre organe reste sain ; la seconde émane du préjugé qui se fonde sur l'incurabilité de la cataracte par toute autre voie que l'opération. — Il est cependant évident que cette opinion sur l'incurabilité de la cataracte naissante, est opposée à tous les principes de la médecine.— En effet, c'est lorsqu'elles sont abandonnées à la nature, que les maladies sont plus difficiles à guérir, ou même qu'elles deviennent incurables. Quels désordres ne produisent pas, en peu de temps, les contusions, les commotions, les inflammations, les différentes maladies, en un mot, quelle que soit la dénomination que le temps présent leur assigne, si on ne les traite pas rationnellement à leur origine. La cataracte ne se forme-t-elle pas comme les autres, sous l'empire des lois de l'organisme ?

Jusqu'ici, en général, j'ai présenté des observations de cataractes qui étaient parvenues à un degré de développement assez avancé.

Je m'empresse de faire connaître trois exemples de cataractes commençantes, dont la résolution a été aussi facile que complète aux yeux de plusieurs médecins, et se soutient depuis plusieurs mois. Or, de pareils faits sont de la plus haute importance, puisqu'ils démontrent d'une manière péremptoire la guérison d'une maladie qui, si elle n'est traitée dans le principe de sa formation, amène tôt ou tard la perte graduelle et complète de la vision.

PREMIÈRE OBSERVATION.

M. Peyronnet, de Clermont-Ferrand, âgé de trente ans, grand et fort, me fut présenté, le printemps dernier, par son parent, M. Peyronnet, élève en médecine, de quatrième année. Ce jeune homme avait constaté, avant moi, l'existence très-évidente d'un brouillard blanchâtre, dans la chambre antérieure des deux yeux appartenant probablement à la capsule du cristallin. Deux mois auparavant, le malade avait éprouvé une inflammation opiniâtre, à la conjonctive, dont il restait des traces analogues à ce que des médecins allemands appellent ophtalmie rhumatismale. L'iris était peu mobile, et son contour un peu irrégulier, ce qui donnait à penser

que cet organe avait participé à l'inflammation. Le malade avait la vue considérablement gênée par la présence
d'un brouillard épais qui lui paraissait couvrir les objets,
perception qui n'a pas constamment lieu, même dans des
cataractes assez avancées. Une douleur de tête, légère et
presque permanente, une pesanteur à cette région, accom-
pagnaient les symptômes précités.

Selon mon usage, en pareil cas, à l'aide dela pommade
ammoniacale, je fis au sinciput une plaie de petites di-
mensions. Cette plaie fut entretenue par une fort petite
quantité de cette pommade appliquée transcurremment,
tous les trois ou quatre jours. Je plaçai de temps en temps
à la nuque une ventouse scarifiée par laquelle je faisais sor-
tir trois à quatre onces de sang ; chaque jour je rendais le
ventre libre , par l'usage d'un léger laxatif ; chaque jour
aussi j'appliquais sur le front, les tempes, ou les paupiè-
res une forte petite quantité de pommade ammoniacale que
je faisais tomber immédiatement par une douche d'eau
froide en forme de pluie opérée à l'aide d'une seringue
terminée par plusieurs petits trous. Souvent je rempla-
çais ce topique par l'application faite aux mêmes places
et au moyen d'un pinceau , d'un collyre d'éther ammo-
niacal, qui s'évapore spontanément. Ce remède consiste
dans de l'éther sulfurique, saturé de gaz ammoniac. Il
m'est utile, non seulement comme topique , mais aussi
comme moyen de médication intérieure, à la dose de quelques gouttes étendues dans un véhicule aqueux, contre la
syncope, la lypothimie, contre les affections typhoïdes.
Je substitue encore comme collyre à la pommade ammoniacale, l'alkool saturé d'ammoniaque. Ces trois collyres
ont entre eux une grande analogie , et ils peuvent être em-
ployés avec un avantage réel dans des maladies d'yeux

fort variées, sans excepter l'ophtalmie. Une fois qu'ils en ont éprouvé l'effet, les malades en réclament l'application.

De l'usage de ces divers moyens il est résulté que, dans l'espace de quelques jours, non-seulement les symptômes cérébraux s'étaient dissipés , mais de plus, que l'opacité du cristallin avait diminué , au point de n'être plus facile à reconnaître, et que la vision était grandement améliorée. Monsieur Peyronnet a continué ce traitement en Auvergne, et j'ai su depuis peu par son cousin , qu'il était entièrement guéri.

DEUXIÈME OBSERVATION.

Madame Pelissier , âgée de 25 ans , avait accompagné en Afrique son mari, officier supérieur de l'armée. Elle eut le malheur de le perdre l'hiver dernier , et depuis cette époque, elle n'a cessé de verser des larmes. Déjà , pendant son séjour à Oran, cette dame avait senti de l'affaiblissement dans sa vue, et elle souffrait habituellement d'une photophobie , qui subsistait depuis son retour en France.

Consulté par cette dame au mois de juin dernier, je constatai , avec plusieurs médecins, l'existence d'une nébulosité blanchâtre, très-visible dans chaque œil.— Pupille dilatée, peu mobile.

L'usage des moyens dérivatifs ci-dessus décrits améliora sensiblement l'état des yeux et de la vue. C'était un encouragement et un motif pour en continuer l'application; mais la malade, après un mois de traitement , voulut aller à la campagne. Deux mois plus tard madame Pelissier me consulta, conservant encore une grande partie de l'amendement qu'elle avait obtenu. Toutefois la nébulosité me parut un peu développée depuis le départ de la malade. Après un mois de soins assidus, l'opacité avait disparu et la vision s'était de nouveau fortifiée.

Le troisième exemple regarde madame Lisfranc de Villemoisson.

Nébulosité très étendue de la capsule, ou du plan antérieur du cristallin dans les deux yeux. Pupilles peu mobiles, photophobie. Vision beaucoup plus altérée, que ne comporte l'opacité du cristallin ; la malade ne peut s'occuper d'aucun travail de dame. La cataracte naissante se trouve donc compliquée d'une lésion de l'innervation, déjà ancienne et intense, d'une paralysie. Le traitement sincipital a été pratiqué pendant près de trois mois, sauf de nombreuses intermittences, qui dépendaient du séjour de madame Lisfranc à la campagne. Toutefois la nébulosité a entièrement disparu, et bien qu'il se soit écoulé plusieurs mois depuis la cessation de mes soins, j'ai reçu ces jours-ci des nouvelles satisfaisantes de l'état des yeux de madame Lisfranc. M. Lisfranc me mande que madame sa femme peut s'occuper plus facilement qu'elle ne faisait auparavant le traitement, et M. le docteur Chayrou, médecin à Savigny, ancien interne des hôpitaux de Paris, me fait savoir dans sa lettre, en date du 27 janvier dernier, *qu'il ne se trouve pas de trace de l'opacité, qui existait il y a quelques mois, sur la membrane cristalloïde.* Ces exemples se rapprochent de plusieurs que j'ai publiés, entr'autres de celui de madame Sirey, née du Saillant, et de Léveillé. Dans tous, le succès se soutient.

Ainsi la résolution complète des cataractes naissantes, même compliquées d'autres lésions cérébrales ou oculaires ; ainsi la diminution plus ou moins considérable de cataractes plus avancées, et dans tous les cas l'amélioration de la vision; enfin l'état stationnaire plus ou moins prolongé dans les cas de cataractes trop avancées, pour que la résolution puisse avoir lieu: tels sont les résultats ordinaires de l'usage de la dérivation, par la méthode sincipitale ; ils jaillissent à présent, non plus seulement de ma pratique personnelle, mais encore de la pratique de quelques hôpitaux de la capitale, d'autres villes de France , et de l'étranger. Ils sont tellement constans, ces résultats , qu'il y a toujours une relation évidente entre les divers degrés de la maladie et de ses complications, et la valeur des médications; celles-ci doivent être formulées suivant les degrés des symptômes locaux et généraux; à une cataracte qui est accompagnée de symptômes cérébraux, savoir : douleur, pesanteur de tête, vertiges, étourdissemens, somnolence, etc., j'oppose la ventouse scarifiée à la nuque, ou à la suture lambdoïde. Dans les cas de suppression de règles, d'hémorroïdes, ou de rétrocession d'un exanthème, de la goutte, etc., je fais appliquer les ventouses sèches aux cuisses, ou des sangsues à l'anus et sur les extrémités inférieures.

Presque jamais je n'ordonne de sangsues à la tête , ou au cou, parce que souvent la maladie s'accroît sous l'influence de cette médication; ce résultat fâcheux étant l'effet presque inévitable de l'appel que font les sangsues sur une région qui, sauf les réservoirs du sang, est pourvu d'un plus grand nombre de vaisseaux sanguins et par conséquent d'une plus grande quantité de sang. A ce résultat concourt sans doute encore la double impulsion que le cerveau reçoit du cœur et du poumon.

En effet, là comme aux membres, chaque piqûre de

sangsue est accompagnée de rougeur, de chaleur, de pesanteur, symptômes d'une inflammation artificielle, qui,
par son voisinage, tend à augmenter la maladie que l'on
veut combattre ; tandis que les sangsues et l'inflammation
consécutive qu'elles produisent, sont un moyen certain
d'atténuer les symptômes cerébraux et oculaires, lorsqu'on
place ces annelides sur les extrémités inférieures du corps.

Lorsque la congestion sanguine de la tête est peu développée, et qu'elle dépend aussi d'une cause peu intense,
je borne, en général, les médications dérivatives du sang ,
à une ventouse légèrement scarifiée à la nuque et à de nombreuses ventouses sèches que je fais placer matin et soir,
sur les parties inférieures du tronc et sur les cuisses. Je me
fonde sur ce que, dans ces cas, la congestion sanguine de
la tête tient moins à un excès dans la quantité du sang,
qu'à la vicieuse répartition de ce liquide. Ainsi l'adulte qui
n'a jamais été malade, et qui se trouve frappé d'une pneu-
monie, par le choc d'un corps contondant , ou d'un cou-
rant d'air froid , cet homme n'a pas un atôme de sang de
plus qu'il n'en avait la veille , avant l'invasion de la maladie. La question thérapeuthique consiste donc , sous ce
rapport, bien plus dans la nécessité de répartir le sang
dans ses vaisseaux respectifs, que dans la nécessité d'en
diminuer notablement la quantité.

FIN.

9 782019 959128